...T-ROYAL

ET LA

...CINE ALIÉNISTE

PAR

...GARSONNET

...DE L'ÉCOLE NORMALE...

PARIS

LIBRAIRE ÉDITEUR

...17-19 PALAIS-ROYAL

1898

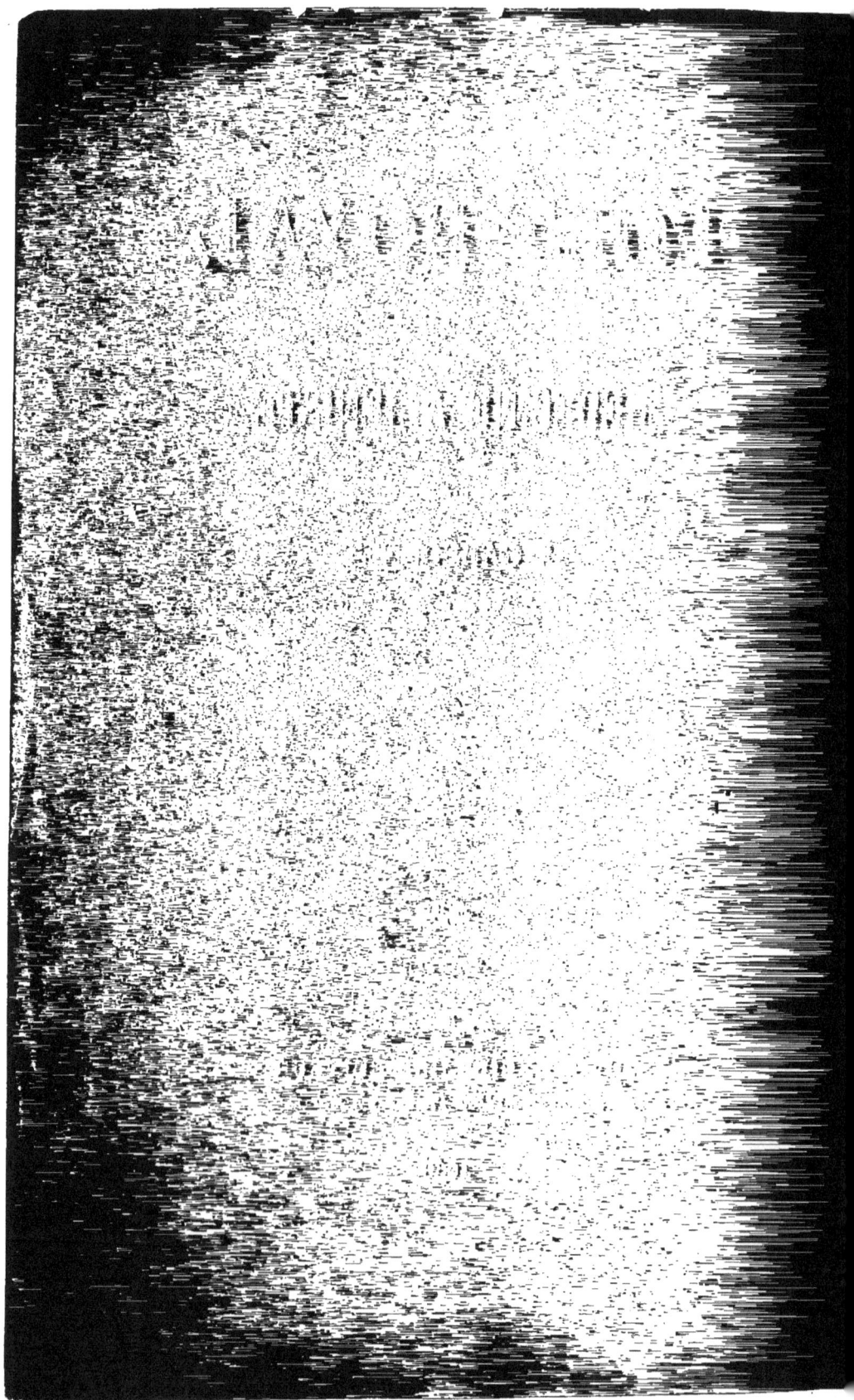

PORT-ROYAL

ET LA

MÉDECINE ALIÉNISTE

PAR

E. GARSONNET

ANCIEN ÉLÈVE DE L'ÉCOLE NORMALE

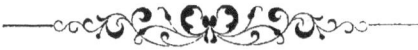

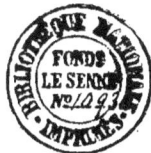

PARIS

DENTU, LIBRAIRE-ÉDITEUR

GALERIE D'ORLÉANS, 17-19, PALAIS-ROYAL

—

1868

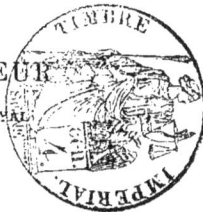

DU MÊME AUTEUR :

D'UNE LACUNE ÉNORME A COMBLER DANS LA LÉGISLATION FRANÇAISE (*Question des aliénés*). — Dentu, 1861.

PRÉFACE

—

Il arrive bien rarement à un homme de trouver une fois dans sa vie l'occasion de rendre un service aux libertés publiques et à la science de l'esprit humain. Quand on achète cet honneur au prix de quelques mois de réclusion, c'est à coup sûr ne pas le payer trop cher.

Je crois que je ne me fais aucune illusion sur le peu que je suis et le peu que je vaux. Je sais que j'ai le devoir d'être infiniment modeste. Je n'ai d'autre prétention que celle d'être un accident heureux. Je dis ce que je sais, je raconte ce que j'ai vu ; rien de plus.

J'entends répéter autour de moi depuis cinq ans : « De quoi se mêle-t-il? Ce ne sont pas ses affaires. » Il n'a pas qualité pour parler. » Mais qui parlera, si je me tais? J'attends depuis 1842 qu'une voix s'élève, et, depuis ce temps, le gouffre toujours béant des asiles ne cesse de dévorer des victimes humaines. « On tue chaque année, dit M. le docteur Türck, trois mille infortunés qu'on pourrait sauver si on les laissait libres ; on rend incurables trois mille autres malheureux qu'on aurait pu guérir. » Chaque heure ouvre un tombeau.

Qu'on y pense : il y a soixante-dix ans que la

médecine se trompe et qu'elle trompe la France et l'humanité. Il n'y a pas de maisons de traitement pour les maladies mentales. Le bon sens défend de mettre deux fous ensemble, si on veut les guérir. L'aspect, le contact, l'agglomération des aliénés forme une sorte d'atmosphère contagieuse, de foyer d'infection, où l'homme sain d'esprit perd la raison, où l'homme déjà frappé dans ses facultés devient incurable. Les asiles doivent donc être fermés dans la plus large mesure possible. Il faut les conserver seulement comme maisons de force pour les fous dangereux, ou comme maisons de refuge, comme dépôts pour les malades dont l'état est désespéré. Leur existence à un autre titre est un attentat permanent au bons sens et à l'humanité.

La contrainte par corps, ce reste de la barbarie des vieux âges, a été récemment bannie de nos lois. Il faut qu'elle soit aussi chassée de la thérapeutique où elle règne encore, et il importe en même temps de rendre à jamais impossibles des erreurs judiciaires d'un nouveau genre qui équivalent à des inhumations précipitées. Comment ne pas frémir quand on pense qu'à l'heure qu'il est 32,000 de nos semblables sont détenus à temps ou à vie comme fous, et que la folie n'est pas même encore définie scientifiquement dans le genre et qu'elle n'est jamais constatée légalement dans l'espèce. L'arbitraire illimité, l'arbitraire sans rivages préside au placement dans les établissements d'aliénés, et une fois le placement opéré, il n'y a plus ni fuite, ni recours, ni protestation possible. Que de malheureux enterrés tout vifs !

« On ne s'est jamais plaint, » — répond la médecine, — « on n'a jamais constaté ni un abus, ni même une erreur. » — Cela est vrai, beaucoup trop vrai. Mais pourquoi ? — S'il y avait une erreur, l'erreur ne serait jamais constatée, car elle aboutirait toujours à un malheur irréparable. S'il y avait un abus, un forfait, le forfait serait sûr d'être impuni, car la force de la situation le rendrait insaisissable en lui faisant produire des effets infaillibles et irrésistibles. — Quand on n'est pas fou, on le devient. — Tout est là. — Il est étrange que personne ne l'ait encore deviné ou n'ait eu la franchise de le dire.

Voilà ce qu'un des membres les plus éminents du Sénat a bien voulu appeler « les précieux résultats » de mes longues et consciencieuses études. » Si ces résultats sont positifs, ils ne m'appartiennent plus ; je les dois au public. « Quiconque sait une » vérité utile à tous, la doit à tous, et Jenner eût été » un scélérat, si, connaissant la vaccine, il en eût » gardé deux heures le secret. » Que ce soit mon excuse, si j'en ai besoin, pour avoir élevé la voix, il y a cinq ans, quand tout le monde se taisait, et pour reprendre la parole aujourd'hui, quand tout le monde hésite encore à me suivre.

E. GARSONNET.

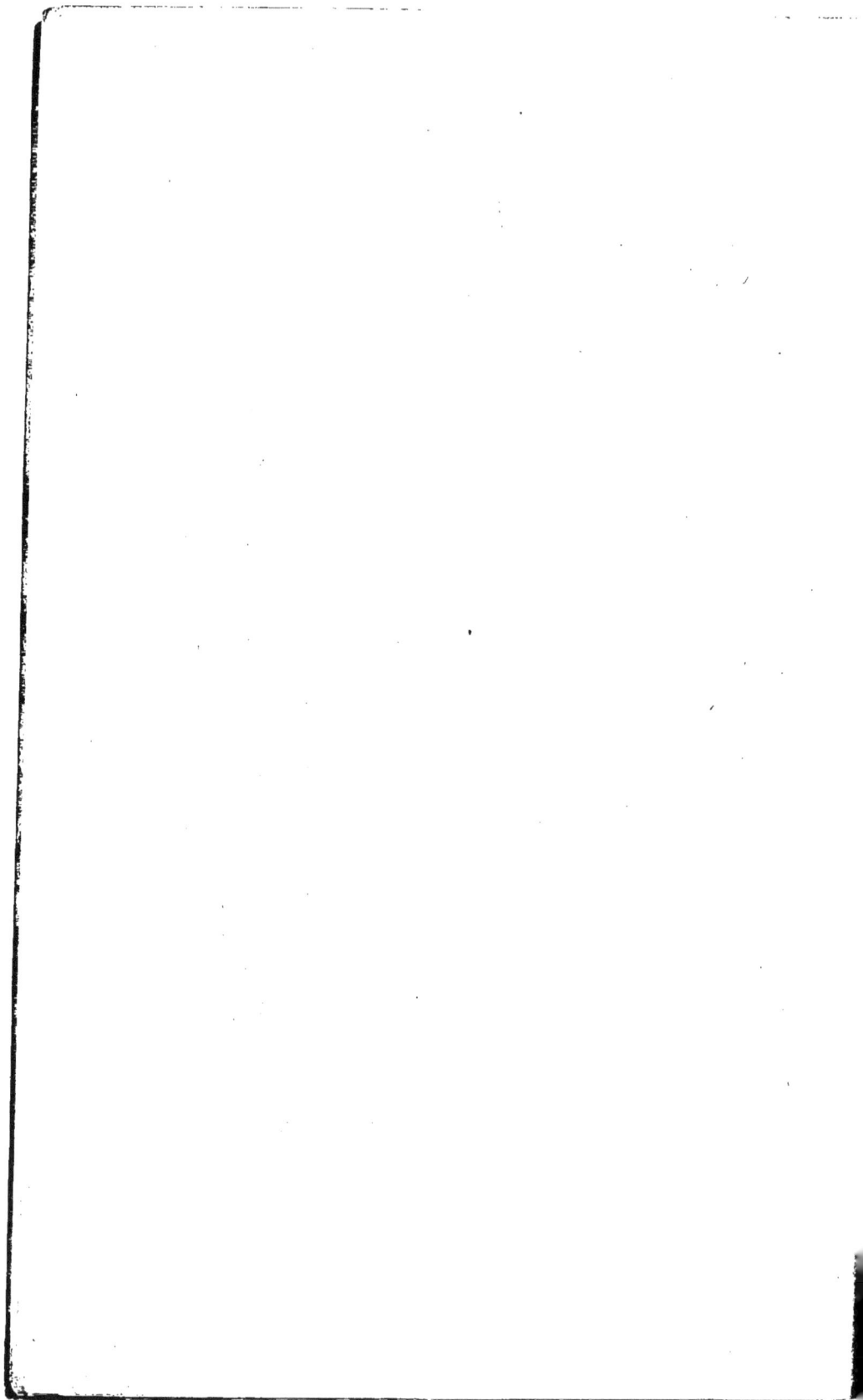

PORT-ROYAL

ET LA

MÉDECINE ALIÉNISTE

En France, en Europe et dans tous les pays civilisés, il existe des établissements dits de bienfaisance tenus par l'industrie privée ou même par l'Etat, et qu'on appelle asiles d'aliénés, maisons de santé affectées au traitement des maladies mentales. Et tous les jours vous lisez dans les feuilles publiques que tel ou tel individu vient d'être atteint dans sa raison, et que sa famille ou les agents de l'autorité l'ont fait aussitôt transporter philanthropiquement dans un de ces établissements spéciaux pour y recevoir — c'est l'expression consacrée — les soins que son état réclame. La création des asiles et des maisons de santé, qui compte environ un siècle d'existence, est considérée comme un des plus grands progrès, comme une de ces conquêtes les plus précieuses de la science, et ceux qui les ont fondés ou qui les dirigent voient leurs noms admirés et même bénis comme des bienfaiteurs de notre espèce.

Il n'en est rien pourtant. Cette thérapeutique si vantée fait mille fois plus de fous qu'elle n'en guérit. Autant vaudrait ériger en hôpital un lieu où règne la peste. La séquestration collective, doctrine monstrueuse, qui serait d'un scélérat si elle n'était pas d'un monomane ou plutôt d'un idiot, a cependant fait une fortune qui sera un jour l'étonnement ou plutôt le scandale de l'histoire. Elle ne s'est pas seulement imposée aux intelligences vulgaires, à ce que M. Guizot appellerait la « tourbe » et M. Thiers la « vile multitude » des intelligences, à tous ceux pour lesquels Boileau écrit avec la rigueur de l'algèbre et la cruauté de la satire : Un sot trouve toujours un plus sot...; elle a surpris l'adhésion des esprits les plus profonds; elle a subjugué les plus superbes. Deux grandes assemblées délibérantes en ont fait, il y a trente ans, la base d'une législation à laquelle le Sénat de l'Empire ose à peine toucher, tant le préjugé est vivace, tant l'erreur est indestructible.

Sous l'empire de ce préjugé barbare, j'ai vu commettre deux fautes infiniment graves à un homme dont le nom personnifie l'idée de respect, et qui, après avoir été l'oracle de son temps, reste encore l'oracle du nôtre..... C'est de M. Royer-Collard que je veux parler. De ces deux fautes, la première a été irréparable ; la seconde l'aurait été sans un concours de circonstances exceptionnelles qui ne se reproduiront peut-être jamais ; c'est pourquoi les enseignements que contient ce récit ne doivent point être perdus. Les erreurs de la vertu sont encore plus dangereuses que celles du génie. Qui ne se tromperait là où une si forte tête pensante a pu se tromper deux fois ? Et si l'application de la théorie que j'ai juré de détruire peut produire d'effroyables malheurs entre les mains d'un homme de bien, que sera-ce si elle tombe aux mains de la perversité ou de la sottise ? En publiant ce récit, je n'ai point à craindre d'altérer ou d'affaiblir le respect qui s'attache à une mémoire si universellement vénérée et à laquelle j'ai voué, comme je le dois, un véritable culte. Loin de là : je suis sûr de le faire mieux connaître et, partant, de le faire admirer davantage.

C'est qu'en effet, cette double erreur de son esprit s'explique précisément par les grands côtés de son caractère, c'est-à-dire par ce qu'il y eut de plus digne d'admiration dans « cet homme, qui fut un monument », selon la belle expression de M. Sainte-Beuve. Quand on parle de M. Royer-Collard, on ne songe jamais qu'à sa haute intelligence, — « la supériorité la plus originale que notre époque ait connue »; — on ne dit rien de son âme, et c'est par là qu'il a été, dirai-je, l'honneur ou la honte d'un siècle qui n'a rien vu et ne reverra rien de tel. Pour se faire une idée d'une âme de cette trempe et de celle de ses ancêtres, il faut remonter, non pas sans doute à la primitive Église, mais à la première génération de Port-Royal, le Port-Royal d'avant M. de Saint-Cyran. Il faut lire surtout dans la *Vie de Pascal*, par Mme Périer, sa sœur, quelques-unes de ces pages brûlantes dont l'austère et douloureuse sublimité contriste ou effraye parfois la raison et fait murmurer la nature. Le monde ne l'a connu qu'à demi ; car il n'a montré au monde qu'une moitié de sa vie ; il a *muré* le reste, selon sa forte expression devenue proverbe, et il a caché à tous les regards des vertus à peine croyables avec autant de soin que d'autres en auraient mis à dérober leurs faiblesses. Pascal, a-t-on dit excellemment, est le dernier des grands saints. M. Royer-Collard, qui procède de Pascal par tant de côtés, a voulu surtout lui ressembler par cet endroit. « Il s'était, le dirai-je? proposé la perfection. » C'est M. de Rémusat qui parle. « Il ambitionnait l'irréprochable, comme il aspirait à l'infaillible. » Il ne lui a manqué que cette sobriété dans la sagesse, qui ne nous est pas seulement recommandée par Molière et par La cite au nom du bon sens, mais dont l'Apôtre nous fait une loi au nom de la religion elle-même. En un mot,

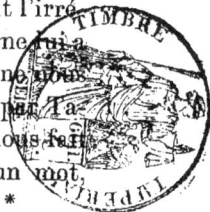

*

M. Royer-Collard a été le dernier de ces Spartiates chré-
tiens, de ces stoïciens catholiques qui, sous la mâle dis-
cipline de l'esprit religieux et même de l'esprit monastique, ont personnifié deux choses éternellement belles
entre toutes les choses humaines, l'amour de la vérité et
l'amour du devoir. Il a gardé de ces pieux solitaires,
dans sa vie publique comme dans sa vie privée, une
droiture inflexible qui lui faisait haïr le faux à l'égal du
vice, et une rigidité de principes qui soulèverait contre
lui la mollesse de nos mœurs, car elle lui a fait trouver
plus d'une fois le *qu'il mourût!* du vieil Horace. Ajoutez
à cela une candeur qui rappelait les patriarches, et qui
prenait sa source moins encore dans la constante éléva-
tion de la pensée que dans la hauteur et la raideur de la
vertu. De cette race de saints il ne reste plus aujour-
d'hui qu'un débris héroïque, toujours prêt, hélas! à
nous être enlevé : c'est Mme Andral, sa pieuse et digne
fille. « Je me retrouve encore très-bien dans Augus-
tine, » m'a dit bien des fois M. Royer-Collard, avec le
légitime orgueil de la tendresse paternelle. Qu'aurait-il
dit s'il avait pu la voir, comme nous, clouée depuis vingt
ans sur un lit de douleur, sans qu'un si long martyre
ait lassé sa résignation ou épuisé sa patience, et conser-
vant dans une organisation physique à jamais ruinée
une telle force d'esprit et une telle force d'âme qu'on ne
peut l'approcher sans se retirer saisi d'étonnement encore plus que de respect? C'est à son inspiration que
j'obéis quand j'écris ces pages ; car c'est elle qui m'a dit,
il y a de cela huit ans, croyant mourir et ne plus me re-
voir : « A partir de ce jour, je vais demander dans toutes
mes prières que vous tiriez de vous ce que Dieu y a
mis. »

J'ai promis deux récits. Voici le premier :

En 183., une dame à laquelle la famille de M. Royer-
Collard portait un très-grand intérêt, donnait depuis

quelque temps des signes de dérangement d'esprit. Un dimanche, — je m'en souviendrai toujours, — Mme Andral s'était fait attendre, contre sa coutume, pour l'heure du dîner. Enfin elle arriva fort émue, et dit en se laissant tomber sur un fauteuil : « Aujourd'hui, c'est quarante mille francs de châles qu'elle a achetés! » — « Il faut l'enfermer, » dit sévèrement M. Royer-Collard. « Ah! mon père! » s'écria la plus jeune de ses filles avec un geste d'horreur et d'effroi que je vois encore. — « Je vous dis qu'il faut l'enfermer. » M. Andral, le dernier des grands médecins, rompit le silence dans lequel sa modestie le renferme presque toujours, et prononça ces paroles qu'il faudrait écrire en lettres de six pieds sur les murs de toutes les maisons de santé : « Si elle est folle à moitié ou aux trois quarts, il y aura des chances pour qu'elle le devienne tout à fait. » — « Pour la troisième fois, je vous dis qu'il faut l'enfermer. » Un silence glacial succéda à ces paroles, prononcées du ton le plus absolu. « Et que le mari ne reste pas trop longtemps où il est, ajouta-t-il, sinon il en sortira par la même porte. C'est un très-petit cerveau, toujours prêt, comme tous les cerveaux de ce temps-ci, à entrer en ébullition — ce qui est la vraie définition de la folie... » Puis, reprenant tous les antécédents de l'individu, reconstituant, pour ainsi dire, sa psychologie tout entière avec une profondeur d'observation et une vigueur d'expression où se mêlaient Aristote, La Rochefoucauld, La Bruyère et Saint-Simon, il rédigeait avec tous ses considérants un arrêt motivé qui le condamnait à perdre la tête.

L'avis de M. Royer-Collard prévalut, malheureusement. La dame fut enfermée, l'incurabilité se déclara promptement; elle se survécut dix-neuf ans, et, chose qu'il faut noter en passant, — ce cas d'incurabilité valut plus de cent mille francs à la médecine. — Quelques années plus tard, le mari fut de même frappé d'aliénation

mentale. On put juger alors combien était sûr, combien était profond le diagnostic moral de ce juge inexorable de la nature humaine. Mais on se garda bien d'ap-
pliquer une seconde fois la thérapeutique meurtrière
qu'il avait préconisée, et l'on sauva la raison du malade
parce qu'on avait respecté sa liberté.

J'avais gardé une vive impression de cette scène; mais
je dois confesser que chez moi le cœur et l'esprit se trou-
vaient partagés entre l'admiration et la révolte. J'avais
bien devant moi le trop fidèle héritier de cette secte à
l'esprit dur et superbe, à l'âme faussée d'une vertu
atroce, qui exagéra dans de si terribles proportions
l'idée de la dignité humaine et de la justice divine, et
qui damnait les enfants sans baptême et envoyait en enfer plus des trois quarts du genre humain. Je m'étais
même surpris à répéter une fois de plus le cri du poëte :

Seigneur, que de vertus vous me faites haïr !

Je m'étais promis toutefois, quand je me trouverais
seul à la campagne avec M. Royer-Collard, de l'amener à
développer d'une manière plus complète quelques points
qu'il n'avait fait qu'indiquer, mais qui déjà me parais-
saient contenir en germe des vérités lumineuses. J'en
trouvai l'occasion sans peine, et voici ce que j'ai retenu
d'un de ses entretiens :

De tous les problèmes sociaux qui préoccupent l'esprit
de notre époque, M. Royer-Collard n'en connaissait au-
cun qui lui semblât plus digne d'être étudié et médité
que le phénomène psychologique de la folie. Son frère,
aliéniste éminent, était l'ami intime d'Esquirol, le premier aliéniste de notre temps, et avant Esquirol il avait
été médecin en chef de la maison de Charenton. Les
deux frères se communiquaient souvent leurs observa-
tions et leurs vues sur l'origine et le traitement de l'aliénation mentale.

Pour M. Royer-Collard le philosophe, le dix-neuvième
siècle était, à proprement parler, le siècle des aliénés.
Il ne croyait pas qu'aucune période de l'histoire du
monde eût fourni un aussi grand nombre et une aussi
grande diversité de cas de démence. Avec cette inso-
lence d'hyperbole qu'il s'est reprochée quelquefois, il
aurait voulu que l'établissement de Charenton couvrît
les deux tiers du sol de la France. Il avait une classifica-
tion des variétés de la folie tout à fait à lui ; il en décri-
vait les genres et les espèces, en les représentant par des
noms plus ou moins célèbres dans l'histoire de leur
temps, et qu'il ne serait ni poli ni même prudent d'é-
crire ici en toutes lettres, avec l'article 11 de la nouvelle
loi sur la presse.

Quant aux causes de la folie, il les esquissait à grands
traits. C'était d'abord la fréquence des révolutions, qui
ne laissent rien debout chez nous de quinze ans en quinze
ans, et qui attaquent l'âme par tant d'endroits : « Ces
terres trop souvent remuées, disait-il avec Bossuet, ont
croulé de toutes parts et n'ont laissé voir que d'effroyables précipices. » Puis c'était la chute des croyances,
qui enlève tout frein aux passions et qui exalte jusqu'au
délire l'orgueil de la raison individuelle. C'était aussi
l'état d'une société démocratique qui, ouvrant la porte à
toutes les ambitions, les lance à toute bride à la poursuite
des honneurs et de la fortune ; de là les prospérités su-
bites qui enivrent, les déceptions poignantes qui at-
terrent ; de telle sorte qu'il y a peu de semaines où l'on
n'entende comme l'explosion d'une tête qui saute. C'était
enfin ce qu'il appelait l'esprit de la Révolution, l'épou-
vantail, la bête noire de toute sa vie, phénomène com-
plexe dans lequel il faisait entrer « la démangeaison
d'innover sans fin ni raison, » l'horreur de toute autto-
rité, la fureur de renverser pour assouvir la soif de la
domination ou la soif des jouissances, ou pour se donner

le plaisir superbe de la reconstruction d'après les chimères de l'orgueil.

Voilà pourquoi, selon lui, toute la génération présente avait corrompu ou déserté sa voie. Il lui semblait qu'un démon avait donné un tour d'épaule à l'axe du monde, et l'on eût dit qu'il regardait avec un sourire plus mélancolique que dédaigneux les égarements de notre planète frappée de vertige comme les générations qu'elle porte.

Faut-il s'étonner si une science qui compte parmi ses résultats la restauration de l'âme dans l'homme lui paraissait une des plus nobles applications comme une des plus belles victoires du génie philosophique et l'un des services les plus signalés qui aient été rendus à l'humanité ? La grandeur de ces résultats le rendait moins difficile sur l'étrangeté des moyens, ou plutôt ces moyens se faisaient accepter par leur étrangeté même à cet esprit profondément imbu des idées ascétiques et qui aimait à répéter la vieille maxime théologique du moyen âge : « *rigorem salutis humanæ.* » Quoiqu'il ne fût pas homme à se payer de mots, ces deux mots de *traitement rationnel, traitement sévère,* le prenaient tout d'abord, et l'œil fixé sur la théorie, avec l'inflexibilité du caractère et de l'intelligence, il appliquait sans sourciller une mesure de rigueur qui lui apparaissait à la fois comme une nécessité et comme un bienfait. Homme d'Etat, il pensait d'abord que l'autorité publique ne saurait être armée de pouvoirs trop énergiques contre ces êtres dangereux qui menacent les propriétés et les personnes, et dont la famille elle-même est la première victime, comme on en voit encore si souvent d'épouvantables exemples. Puis on eût dit un chirurgien qui, sans écouter les cris du patient, porte le fer et le feu dans une plaie, ou plutôt on aurait cru voir quelque vieux prieur d'un ordre monastique des plus austères envoyant un jeune novice, pour quelque faiblesse charnelle, dans l'*in pace* du couvent, au pain de douleur et à l'eau d'angoisse pour le remède de son âme. — Il eût au besoin répété le mot du maître terrible dont parle l'Évangile : « Liez-lui les pieds et les mains, et jetez-le dans les ténèbres extérieurs. Il y aura là des pleurs et des grincements de dents. »

C'est qu'en effet, dans la pensée de M. Royer-Collard, la thérapeutique aliéniste n'était ou ne devait être qu'une application des idées générales qui président à l'éducation dans l'école ascétique à laquelle il appartenait par ses origines et « dont le cachet primitif sur cette forte nature avait marqué si avant, qu'il s'est aisément trouvé l'homme le plus grave et le plus autorisé de son temps. » Dans son *Histoire de Port-Royal*, un des plus beaux livres qu'ait produits notre siècle, M. Sainte-Beuve, qu'il ne faut pas se lasser de citer, nous dit en parlant des écoles de Port-Royal :

« L'idée de l'éducation conçue par M. de Saint-Cyran reposait, comme tout ce qui sortait de cette tête méditative, sur la racine même de la doctrine chrétienne telle qu'il l'entendait, sur le dogme approfondi de la chute. — Quand on a de la chute l'idée que s'en formait, selon saint Augustin, M. de Saint-Cyran, on a aussi une idée bien arrêtée sur l'enfance. L'enfance sans le baptême, c'est l'image par excellence, si l'on peut dire, et le produit de l'homme déchu. Il s'agit de restaurer cela et de refaire l'homme, l'homme d'avant la chute, autant qu'il se peut. »

La folie est une seconde chute dans la postérité d'Adam. L'aliéné est même tombé plus bas que l'enfant; car celui-ci est innocent dans sa dégradation, l'autre en est coupable. Le premier n'avait point encore la raison, le second l'a perdue par sa faute. Esquirol l'a dit avec autorité : « Il y a peu de cas de folie — l'hérédité exceptée — qui n'aient leur cause dans une perversion du

jugement, ou dans une dépravation de la volonté. » De
Lucrèce à Pascal, tous les moralistes gémissent amère-
ment sur le spectacle qu'offre l'enfant quand il vient de
naître. Lucrèce a de nobles et tristes paroles ; Pline l'ancien mêle l'ironie à la tristesse. Il insulte avec de poignantes railleries à la faiblesse de cette créature, qui ose
encore après cela se croire des titres à l'orgueil.

Le spectacle que présente l'aliéné inspirait à M. Royer-
Collard des paroles encore plus dures et plus hautaines.
Quoiqu'il fût loin d'être étranger au sentiment de la pitié, — car il a pratiqué, il a chéri l'aumône comme Pascal, et une de ses dernières recommandations à sa fille,
au lit de mort, a été pour *ses pauvres*, — il lui était impossible de concevoir de la pitié pour le fou. C'était de
l'horreur, c'était du mépris, c'était presque de la colère.
La vue d'un homme ivre l'irritait moins. Il s'était fait
de la dignité humaine un type si magnifique, qu'il ne se
possédait plus à l'aspect, que dis-je ? à l'idée d'une si
lamentable déchéance. J'ai été témoin de la plus grande
humiliation, — je me trompe, de la seule humiliation
qu'il ait pu connaître dans tout le cours de sa noble vie.
— En 1837, il avait eu un premier accès de fièvre perni-
cieuse, avec deux heures de délire. Le lendemain, il disait avec un accent inexprimable de désespoir : « J'ai
déraisonné ! » Il y revenait sans cesse et ne pouvait pas
concevoir qu'un homme pût survivre à la honte d'avoir
été fou. Je lui citai à ce sujet les beaux vers de l'*Ajax* de
Sophocle que notre bon M. Viguier, de si regrettable
mémoire, nous avait commentés dans une conférence de
l'École normale, avec une véritable éloquence ; je lui
rappelai en même temps un curieux récit d'Hérodote,
où l'on voit un barbare, un sauvage, le fils de la reine
des Massagètes, qui, ne sachant pas ce que c'était que le
vin, en prit outre mesure, s'enivra, et le lendemain, au
réveil de sa raison, se tua de désespoir de l'avoir perdue.

« Ah ! je le comprends, » me disait-il ; et il se cachait le visage de ses deux mains.

Voilà donc l'état misérable dont il faut relever l'homme déchu. Mais comment? L'éducation proprement dite crée l'âme dans l'homme. La thérapeutique aliéniste la restaure. Toutes deux doivent agir par les mêmes moyens.

Dans la théorie de M. de Saint-Cyran, à laquelle M. Royer-Collard ne se conforme que trop scrupuleusement, l'éducation, « cette tempête de l'esprit pour le maître, » et plus encore pour le père de famille qui a charge d'âmes bien plus que le maître, l'éducation, dis-je, doit être une suite d'épreuves et presque de supplices. « On n'est invulnérable qu'autant qu'on a été trempé de bonne heure dans le Styx. » L'esprit ascétique, pour conduire une âme à la perfection, procède comme Junon et Eurysthée à l'égard d'Hercule, pour former Alcide, le demi-dieu ; il fait surgir incessamment des monstres sous ses pas pour lui réserver la gloire de les dompter.— M. Royer-Collard répétait sans cesse avec admiration le mot de la grande Angélique Arnaud : « Cela fait enrager la nature. » Ce qu'il a imposé à ses filles, « pour les mener aux leçons vivantes et à la pratique, » peut à peine se concevoir, et si le respect ne m'arrêtait pas, je dirais ne doit pas se pardonner. M. Ad. Garnier en a raconté quelque chose dans la *Revue des Deux-Mondes* ; mais il est bien loin d'avoir tout dit. De même pour l'aliéné. Il voulait qu'on le fît passer en quelque sorte par les dix cercles d'un autre purgatoire, ou plutôt d'un enfer, pour le faire remonter aux sommets divins d'où ses fautes l'avaient précipité. En effet, si la folie est une seconde chute, la chute appelle une réhabilitation ; mais la réhabilitation veut une expiation. C'est pourquoi le traitement doit être un châtiment. « Les murs de l'asile sont déjà un remède, » répétait-il avec Esquirol ; puis s'ins-

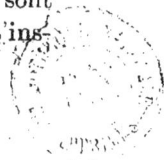

pirant de saint Augustin : « Le code pénitentiel de l'É-
glise est tout médicinal ; mais le code de la médecine
aliéniste doit être tout pénitentiel. Les maisons de santé
sont, à proprement parler, des maisons de correction
pour la raison déchue. L'abus de la liberté doit d'abord
être puni de la perte de la liberté. »

Pour la théorie de l'isolement absolu, théorie atroce
qui ajoute au supplice de l'emprisonnement la torture du
secret, il avait une explication et une justification toute
prête. « Les privations et les humiliations qui sont les
appartenances de cet état, » disait-il en style de Pascal,
« me paraissent éminemment propres à mater cette superbe diabolique dont la folie est à la fois le produit et la
punition. Dieu ne s'y prend pas autrement pour châtier
l'orgueil de ce roi d'Assyrie dont parle l'Écriture ; il
l'envoie brouter l'herbe avec les brutes avant de le réta-
blir dans sa dignité d'homme et de roi. Laissée seule
avec elle-même ou face à face avec les horreurs de la
situation qu'elle s'est faite, l'âme déchue conçoit une
confusion salutaire qui la fait réagir sur sa faiblesse et
remonter peu à peu du niveau des bêtes au rang de la
créature privilégiée, formée à l'image et à la ressem-
blance de Dieu. »

Cet entretien avait produit sur moi une impression
indéfinissable. — J'avais cru entendre à la fois pendant
une heure De Maistre et Saint-Cyran. Dès que je fus
seul, je le mis par écrit pour le conserver, comme Fon-
taine a conservé l'entretien de Pascal avec M. de Sacy sur
Épictète et Montaigne. En écrivant j'admirais encore, et
cependant je me sentais sourdement indigné, et parfois
ma plume s'arrêtait malgré moi. Je me demandais, en
interrogeant mes souvenirs et en tâchant de m'éclairer
par la réflexion, si, au lieu de relever la nature humaine
de sa déchéance, une pareille théorie n'était pas propre

à l'y enfoncer davantage, à l'abrutir, à l'abêtir, comme aurait dit Pascal.

J'eus bientôt l'occasion de me convaincre que, d'instinct, j'avais rencontré juste, et je pus voir alors clairement en quoi la sagesse humaine, même dans un esprit payen, est encore préférable à ce christianisme à outrance, à ce rêve de perfection sublime et insensé qui s'est appelé le jansénisme dans l'histoire de l'Eglise et de la philosophie.

En me soumettant à une affreuse captivité dans l'intérêt de ma guérison, M. Royer-Collard, dont la bonté, — chose qu'on ne sait pas assez, — fut peut-être encore plus grande que l'esprit, avait eu pour moi toute sorte d'attentions délicates et paternelles, dont le souvenir me touche encore extrêmement, malgré les impression contraires qui peuvent me rester de cette époque de ma vie. D'abord, il n'avait pas voulu qu'on me fît coucher dans d'autres draps que les siens. « C'est un enfant de la maison ; qu'on porte une paire de nos draps à l'établissement où on le conduira. » Ensuite, dès le second jour de la réclusion, il m'avait envoyé quatre volumes de sa bibliothèque : un gros Sénèque petit texte, complet, deux volumes de Tite-Live, et, comme il convient à un disciple de Port-Royal, les *Confessions de saint Augustin.* Il voulait que « le malade, au moment où son intelligence se réveillerait de ce sommeil étrange, retrouvât les objets qui lui étaient familiers ; » et il ne supposait pas que je pusse faire autre chose que de redemander mes livres. J'avoue que je ne pus m'empêcher de sourire en recevant les quatre volumes, et je trouvai que c'était une nourriture un peu lourde pour un cerveau fatigué. Toutefois, en feuilletant un jour le Tite-Live, je tombai sur ce passage qui montre d'une manière si éclatante combien est absurde et cruelle la théorie de l'emprisonnement érigé en thérapeutique. Il s'agit d'un fils de

Manlius Imperiosus que son terrible père a séquestré au
fond d'une campagne. Tite-Live dit éloquemment : « *At,
Hercule, L. Manlium malum malo augere filii, et tar-
ditatem ingenii insuper premere, et si quid in eo natu-
ralis vigoris et ingenii sit, extinguere id agresti vita, et
rustico |cultu inter pecudes habendo.* » Cependant je
n'avais point perdu le souvenir de cet entretien, dont je
me proposais de faire peut-être un jour la matière d'une
thèse de philosophie pour le doctorat ès-lettres. C'est
parce que toutes les idées de M. Royer-Collard étaient
restées profondément gravées dans mon esprit, que je
me trouvai préparé à supporter, sans trop fléchir, l'é-
preuve par laquelle la Providence devait me faire passer.
Je savais d'avance la théorie qui m'était appliquée ; j'en
connaissais à fond l'esprit, j'en respectais les intentions ;
c'est pourquoi je résolus d'attendre, et j'en trouvai la
force, soutenu d'ailleurs par cette idée qu'un jour peut-
être il me serait donné de rendre un service aux libertés
publiques et à l'esprit humain.

J'arrive à mon second récit. On sait déjà que c'est de
moi qu'il va s'agir. J'en demande pardon à tous ceux
qui voudront bien me lire. Il est souverainement incon-
venant d'occuper le public de sa personne ; il serait profondément odieux d'exposer l'opinion à s'égarer sur le
compte de la personne d'autrui. C'est pour cela que je
m'étais condamné au silence pendant vingt ans. C'est
pour cela que, lorsque j'ai cru que ma conscience m'o-
bligeait de parler, j'ai cherché pendant cinq ans un
homme de bonne volonté qui consentît à me prêter sa
signature ; et c'est encore pour cela qu'une fois que j'eus
provoqué les deux pétitions de Mlle Lemaire et de M. le
docteur Türck, j'ai écrit à tous les membres du Sénat
dont j'avais l'honneur d'être connu : « Veuillez vous
» souvenir de tout ce que j'ai dit, mais oubliez désor-
» mais que j'existe. » Le 29 janvier 1863, en désespoir

de cause, j'écrivais à M. le rédacteur en chef de l'*Opi-nion nationale* :

« Le *moi* est haïssable, a dit quelqu'un que tout le
» monde sait par cœur : j'ajoute que le *moi* est malséant
» et même ridicule. J'espère pourtant qu'on m'excusera,
» peut-être même qu'on m'approuvera de m'être offert,
» pour ainsi dire, comme sujet de dissection sur le vif,
» pour changer et fixer la jurisprudence sur un point
» qui touche aux plus graves intérêts de l'ordre social.
» Avant tout, j'ai à cœur qu'on ne se méprenne point
» sur les motifs qui me font agir. On le sait : tous
» ceux qui passent par une maison de fous se donnent
» comme victimes d'une erreur, parfois même d'un mau-
» vais dessein. J'ai subi la loi commune : est-il besoin
» de dire qu'il n'en reste plus rien dans mon esprit, et
» qu'il n'en doit rien rester dans l'esprit de personne ? »

Au début de mon récit, je regarde comme un devoir
de renouveler cette profession de foi catégorique.

« Il a fallu, disais-je encore dans ma lettre, qu'un être
» obscur et insignifiant comme moi fût choisi tout ex-
» près pour traverser, sans y rester, toutes les phases
» d'une situation qui n'a pas encore été décrite, afin que
» l'expérience, une fois faite *in anima vili*, fût désor-
» mais acquise à la société et à la science. Vingt ans
» d'études en ont confirmé pour moi les résultats, et je
» les livre au public sans bravade cynique comme sans
» fausse honte, dans le seul intérêt de la vérité dans la
» science et de la liberté dans la loi. »

Je n'ai pas changé depuis ce temps, et je répète encore ce que je disais alors. Quand on se place à une cer-
taine hauteur pour observer et pour juger les choses de
ce monde, on découvre avec une profonde satisfaction
que les faits en apparence les plus étranges sont toujours
amenés par les causes les plus simples et surtout les
moins défavorables à la nature humaine. Tout s'explique

sans effort par la marche des événements, la suite logi-
que des idées, le jeu des situations et des caractères, le
vice des institutions ou des théories qui leur servent de
base. « De tels placements peuvent devenir une arme
» terrible entre les mains de la vengeance et de la cupi-
» dité, » avait dit le rapporteur de la loi des aliénés,
M. Vivien. « C'est pourquoi il faut multiplier, il faut
» prodiguer les garanties. » Nul doute que de petits
ressentiments et surtout de petites cupidités n'aient
trouvé leur compte à une réclusion qui était une desti-
tution par le fait même ; mais, en tout cas, il leur a suffi
de se croiser les bras et de laisser agir la force des
choses. Il n'y eut alors ni abus de pouvoir ni lettre de
cachet médico-légale, comme on a pu le dire. Il n'y a eu
que l'application consciencieuse, l'application raisonnée
et surtout bien intentionnée d'une théorie absurde et
barbare, avec laquelle il est temps d'en finir, car il y a
soixante-dix ans qu'elle est la honte de notre siècle et la
honte de l'esprit humain.

Dans les premiers jours de juin 1842, au moment où
commençait la grande levée de boucliers du clergé contre
l'Université, un jeune professeur de province s'était
laissé embarquer, avec toute l'étourderie de ses vingt-six
ans, dans une très-sotte affaire de polémique anticléri-
cale. Pour trois petits articles écrits dans une feuille lo-
cale d'ailleurs inoffensive, le recteur de l'Académie, un
abbé, depuis mort évêque, le dénonça au ministre de
l'instruction publique. Le ministre—c'était alors M. Vil-
lemain—allait sacrifier, comme il arrive trop souvent, le
professeur aux rancunes du prêtre. Trompé par la ma-
nœuvre frauduleuse d'un faux avis, M. *** part pour
Paris, court droit au ministère, trouve sa situation plus
compromise qu'il ne l'avait cru, et s'exalte, s'emporte
avec une telle véhémence que tous ceux qu'il rencontre
ou qu'il va voir restent persuadés pour tout de bon qu'il

a perdu la tête. On vient le dire en toute hâte au grave
et vénérable M. Royer-Collard, qui l'aimait beaucoup,
ou plutôt qui le gâtait à l'excès ; car dans cette nature
incomparable il y avait, sous les dehors les plus austères,
des délicatesses de sensibilité, des tendresses de cœur
dont on ne saurait se faire une idée. Mais il cessait d'être
tendre quand sa conscience avait parlé ; il devenait alors
dur comme le roc, inflexible, inexorable comme le des-
tin. « Il faut que je serve de père à ce jeune homme ; je
» connais mes devoirs, je saurai les remplir. Qu'on l'en-
» ferme dès ce soir et qu'on écrive à sa femme que c'est
» moi qui l'ai décidé. » Sa fille se récria : « N'ayez
» peur de rien. Nous allons prendre le mal dès le début
« et l'écraser dans l'œuf. « C'est, en effet, la théorie
aliéniste, la théorie d'Esquirol, qu'un vote récent du Sénat vient de sanctionner une fois de plus. « D'ailleurs, »
ajouta-t-il — et ici ce n'est plus Esquirol qui parle, c'est
Saint-Cyran, — « nous avons affaire à une fièvre d'or-
» gueil. Les petites-maisons sont le vrai remède. Je ne
» regrette qu'une chose, c'est de n'être pas en mesure de
» rendre le même service à deux autres aliénés de la
» même catégorie, qui représentent, l'un l'orgueil brouil-
» lon, l'autre l'orgueil béat, et qui mèneront avant peu
» la France aux abîmes si on ne les envoie pas en temps
» utile faire un tour à Charenton. » Il était cinq heures
du soir ; la lettre fut écrite sur-le-champ et jetée à la
poste avant le départ du courrier. — M. Andral, le plus
sensé comme le plus doux des hommes, n'apprit cette ré-
solution que deux heures plus tard ; il la désapprouva
vivement et il objecta avec une haute raison qu'étant
donnés le caractère bien connu de la personne et l'ensemble des circonstances qui avaient déterminé l'explosion, la
réclusion au milieu d'une bande de fous pouvait devenir
une aggravation du mal au lieu d'être un remède. Il
fallut céder. Si l'on s'en étonne, qu'on relise cette belle

page où M. de Rémusat a peint sur le vif le personnage
sans égal auquel il succédait à l'Académie française.
C'est un portrait en pied : il revit, il parle, on l'entend
encore :

« Son ton était parfois impérieux; il avait les formes
» de l'autorité... Ses impressions, presque toujours ex-
» clusives, il ne les contenait pas, il les imposait; on
» devait penser comme il sentait. La contradiction ne
» le blessait pas, mais le touchait peu. Il honorait la
» franchise et ne lui cédait point. Pour accepter une
» opinion il fallait qu'il l'eût trouvée. On eût dit qu'il
» n'entendait que sa propre voix. Sa conversation ne
» ressemblait à aucune autre. Sa parole donnait du re-
» lief à tout. Si la pensée était commune, il la refrappait
» à son empreinte, quelquefois même il la rendait ex-
» cessive pour qu'elle ne pût servir qu'à lui. » Que pouvait faire M. Andral lui-même avec l'autorité de tout
son savoir et de toute sa renommée? « Ce n'est point ici
» une question de médecine ; c'est une question de phi-
» losophie ou plutôt de sens commun. Je puis me déci-
» der tout seul. Je ne reconnais même pas à M. Andral
» le droit de me donner un conseil. Je ne lui demande
» qu'une chose, l'adresse du médecin de Paris qui passe
» pour le plus habile à guérir les maladies mentales.
» C'est chez celui-là que M. *** ira coucher dès cette
» nuit. » Tout ce que put faire M. Andral, ce fut
de refuser net de signer le certificat médical requis en
pareil cas pour la réclusion du malade. On fut obligé
d'aller en chercher un le lendemain matin chez l'illustre
docteur Ferrus, lequel a été — qu'on note bien ce point
— le principal auteur de la loi des aliénés.

M. Royer-Collard avait au plus haut degré le mépris
du fait. Il ne croyait qu'à la théorie. On lui avait dit :
« M. *** est devenu fou » ; il avait répondu sur-le-champ:
« Il doit l'être. Au dix-neuvième siècle il n'y a que des

» fous. » Et il oubliait la définition piquante qu'il avait donnée plus d'une fois de cette nature ardente, mais mobile à l'excès, « six feux de paille par jour! » On s'était trop alarmé. M. ***, exaspéré, hors de lui, sans cesser d'être en belle humeur, sentait son état à merveille et en riait tout le premier. Il donna même ce jour-là à tous les aliénistes une leçon de bon sens et de vraie médecine. « Il me faut des calmants. Je viens de lire les affiches » des spectacles : on donne *Guillaume Tell*. Je vais » prendre un bain dans le lac des Quatre- Cantons. » C'est presque trait pour trait le mot de Molière dans *Monsieur de Pourceaugnac* : « Procédons à la cura- » tion, et par la douceur exhilarante de l'harmonie, ac- » coissons, lénifions ses esprits qui commencent à s'ai- » grir. » La journée avait été chaude; le soir, il n'y paraissait plus. A sept heures, le jeune homme qu'on croyait perdu était assis fort tranquillement à l'Opéra, dans une stalle de parterre, en compagnie d'un ami; après la représentation, il s'en revenait seul, le long des boulevards, par un magnifique clair de lune, chantant à demi-voix les plus beaux airs de la partition, rentrait, charmé de sa soirée, à son très-modeste hôtel, rue Coq-Héron, plaisantait avec les gens de l'hôtel avant de monter à sa chambre, dormait huit heures de suite et se ré- veillait guéri, si tant est qu'il eût été malade. — Il était positivement guéri, et dix fois, cent fois, mille fois plus sain d'esprit que le célèbre M. Ferrus quand ce prince de la science, qui ne l'avait jamais vu, le déclara bon à enfermer. — « On n'a pas l'idée d'une telle légèreté, » jointe à une telle profondeur d'ineptie », est-il dit dans l'*Opinion nationale*. Le mot restera.

Cependant Mme ***, mandée au plus vite, arrivait éperdue. C'était une femme du plus grand sens et d'une dignité, d'une fermeté de caractère peu commune. — Elle trouva d'abord fort étrange qu'on eût disposé sans l'attendre de la personne de son mari. Elle trouva plus étrange encore qu'il lui fût interdit de le voir, de lui parler, en vertu de la théorie prétendue médicale de l'isolement absolu. Conduite à la maison dite de santé, elle porta le jugement le plus sévère sur le médecin. Elle allait sommer ce médecin-geôlier de lui montrer, de lui rendre son mari, conformément à l'avis de M. Andral, qui tout d'abord lui avait déclaré qu'il était contraire à la mesure de la réclusion. Elle réfléchit pourtant et dit pour dernier mot : « Je m'en rapporterai à M. Royer-Collard, et à M. Royer-Collard seul. » — Écoutons le sage des sages : « Il est où il doit être. — On vous le » prend malade pour vous le rendre guéri.—Armez-vous » de cruauté contre lui, armez-vous de cruauté contre » vous-même. — Acceptez tous les sacrifices qui vous » sont imposés. — Si on vous demande quinze jours de » séparation, donnez les quinze jours. Si on vous de- » mande un mois, deux mois, trois mois, donnez-les, » puisque la guérison est à ce prix. — Il faut que l'au- » torité du médecin soit sans bornes. Il faut que la con- » fiance de la famille soit sans limites.— Et, d'ailleurs, » fiez-vous à moi. Je recevrai tous les jours un bulletin » de sa santé. » On croit entendre parler la raison même. Chacune de ces phrases brèves, sentencieuses, n'a pas seulement la forme, mais l'autorité d'un axiome, ou plutôt d'un oracle. On ne saurait trop les méditer, car ce sont les mêmes conseils que M. le ministre de l'agricul-culture et du commerce, dans son rapport à l'Empereur du 15 avril 1866, adressait, au nom de l'État, à toutes les familles de France, félicitant celles qui se décident à confier leurs malades aux maisons de santé, gourmandant celles qui s'y refusent. On verra bientôt ce qu'il en faut penser ; on verra ce qu'en pense la médecine elle-même.

Dès le soir même, Mme *** repartait pour sa province, laissant son mari sous les verroux, caché à tous les yeux, au nom de cette théorie singulière qui veut qu'on ne puisse guérir les gens qu'à la condition de les rendre invisibles. La France du dix-neuvième siècle se laisse dire de ces choses-là. Que ces stupidités cruelles, que ces niaiseries atroces s'imposent encore après soixante-dix ans à trente-huit millions de Gérontes dans la patrie de l'auteur du *Médecin malgré lui*, c'est ce que la postérité stupéfaite ne voudra jamais comprendre. On était peut-être moins crédule au moyen âge.—« Chose étrange, dit » quelque part M. Michelet, il y a en France des maisons » qui ne sont plus France : cette rue, c'est la France en- » core; enjambez ce seuil, vous êtes dans un pays qui se » moque de vos lois. Les leurs, quelles sont-elles? On » l'ignore... » Ce que M. Michelet dit des couvents est bien autrement vrai des maisons de fous.

Les premiers moments furent difficiles. Le jeune professeur, qui a passé la cinquantaine aujourd'hui, les a souvent racontés à ses amis qui en ont gardé un souvenir poignant. Beaucoup ont même cru, en lisant deux ans après dans le *Juif errant* l'histoire d'Adrienne de Cardoville, qu'il avait envoyé l'épisode tout fait à Eugène Sue, tant le récit du romancier ressemblait au sien. La veille, il était plein d'espoir, plein d'illusions et même de gaieté. Quand il se vit là, seul, au milieu des êtres effrayants qui peuplent ce séjour d'horreur, il crut qu'il allait devenir leur semblable. La forte éducation chrétienne et même janséniste qu'il avait reçue le sauva. Il tomba à genoux par un mouvement instinctif qu'on peut appeler une inspiration d'en haut et récita tout ce qu'il savait de prières, en tenant sa tête à deux mains pour l'empêcher de craquer. Après quelques minutes d'angoisses, il se rappela tout à coup un mot de M. Royer-Collard, dont il ne pouvait pas ne pas reconnaître la main dans la mesure terrible qu'on lui appliquait. — De tous les mots qu'a pu dire l'illustre penseur et que l'histoire a déjà recueillis, ce n'est pas ce dernier assurément qui est le meilleur, mais c'est peut-être celui qui le peint le mieux : « Quand un individu fait des folies dans le sens » moral, il faut le traiter comme s'il était physiquement » fou. Vous le dégrisez infailliblement. »—Le mot peut être profond ; il ne l'est pas assez. En le dégrisant on le tue.—M. *** en revint pourtant ; il prit même son parti en brave, et s'arrangea de son mieux pour réussir à vivre et pour pouvoir dire en sortant de prison ce que dit Sieyès après avoir traversé la Terreur : « J'ai vécu. »— « Si vous voulez me garder trois mois, je me laisserai » faire, » dit-il tout de suite à l'aliéniste, dès qu'il parut. — « Vous direz dans trois mois à la société : Je » vous le rends guéri, haut la main. Nous jouerons à » nous deux ce petit *scenario*, soyez tranquille ; je vous » donnerai la réplique d'une manière convenable. Et » puis, en attendant, je ne suis pas fâché d'étudier le jeu » de cette institution. — Commencez vos exercices ; je » prends des notes dès maintenant. »

L'épreuve dura un peu plus de deux mois. Pendant deux mois, M. Royer-Collard reçut chaque matin, sans rien demander de plus, une suite de bulletins qui disaient invariablement : « Il va de mal en pis. » Au bout de deux mois, il allait partir pour sa terre de C... ; il demanda le dernier mot de la médecine pour le reporter à la famille du malade ; on lui dit que tout espoir de guérir était à jamais perdu, et qu'on allait faire revenir sa femme dans quelques jours afin qu'elle le conduisît elle-même à Charenton pour le reste de sa vie. Dès le lendemain de son arrivée, l'homme d'État fait venir le père du jeune homme et lui dit dans son grave et austère langage : « Monsieur, j'ai des nouvelles bien tristes à » vous annoncer. Vous avez besoin de tout votre courage » pour les entendre. Vous ne reverrez jamais votre fils. » Vous savez déjà qu'il a perdu la raison. Il l'a perdue

» pour toujours. Cinq pieds de terre vaudraient mieux.
» Un fou, c'est un mort vivant qui paye une grosse pen-
» sion. Ce qui peut vous arriver de plus heureux désor-
» mais, ce serait d'apprendre qu'il a cessé de vivre. De-
» mandez maintenant sa mort comme un bienfait ; il faut
» faire dire des messes pour la prompte délivrance de
» l'âme et le prompt achèvement de la destruction de la
» bête, puisque la bête est, hélas ! tout ce qui reste de
» lui. Mme Royer a déjà prié M. le curé de dire ce matin
» une messe à cette intention. J'ai voulu y assister. »

Le père — un pauvre homme qui savait à peine lire et
écrire — déconcerta pourtant toute la philosophie d'un
des premiers penseurs de l'époque par cette question,
naturelle comme le bon sens : « Monsieur, l'aviez-vous
» vu quand vous l'avez fait enfermer ? » — « Non. » —
« Et vous ne l'avez pas vu non plus depuis qu'il est en-
» fermé ? » — « On ne voit pas les malades en traite-
» tement. » — « Nous trouvons cela bien surprenant, sa
» mère et moi. » — « C'est le traitement rationnel qui
» le veut ainsi. » — « Monsieur, à la volonté du bon
» Dieu ! »

Pendant tout le reste du mois, le vénérable vieillard
n'eut pas d'autre sujet d'entretien ; il refit au moins
soixante-dix fois l'article nécrologique du jeune professeur, dogmatisant sur la folie et sur les fous avec sa profondeur accoutumée ; on l'entendait même parfois, se
parlant tout haut à lui-même dans les allées de son jar-
din, répéter par intervalles : « Et maintenant ce jeune
» Nabuchodonosor mange de l'herbe ! » Le dénouement
de ce petit drame, qui serait comique s'il n'était sinistre,
et qui ferait rire s'il n'avait pas fait couler des larmes
de sang, ne devait plus se faire attendre longtemps.

M. Royer-Collard avait dit plus d'une fois en parlant
de la petite ville de S.-A. : « Dans ce pays-là, monsieur,
tout le monde a de l'esprit. » La mère de M. *** en

avait beaucoup, et surtout elle avait cette pénétration
particulière qu'on appelle le don de la seconde vue, bien
supérieure à la raison des politiques et des sages, et que
Dieu met au cœur de toutes les mères. Elle avait du
premier coup jugé la théorie de l'isolement absolu :
« C'est une comédie. Si on ne le montre pas, c'est qu'il
n'a rien. Il saura bien se tirer d'affaire. » — Revenons
à la maison de santé.

« Cher Bartholo, » avait dit M. *** à son aliéniste
dès le deuxième ou le troisième jour de sa réclusion,
« vous ne m'avez pas l'air fort ; laissez-moi vous donner
» une leçon sur les choses de votre métier... Voyez-
» vous, les maladies mentales se divisent en deux grandes
» catégories : dans la première se trouvent les fous,
» c'est-à-dire ceux qui ont trop d'esprit ; dans la seconde
» se trouvent les imbéciles, c'est-à-dire ceux qui n'en
» ont pas assez. Vous me prenez pour un aliéné, moi je
» vous tiens pour un idiot. Dès qu'il y aura un homme
» d'esprit entre nous deux vous serez roulé. » Aussi dès
que ses communications avec le dehors seraient rétablies,
il s'était bien promis, pour se tirer des mains de Sgana-
relle, d'envoyer chercher main-forte à la maison de Molière. Mme *** arrive après deux mois et plus : « Nous
n'en n'avons jamais eu un, lui dit-on, qui nous ait donné
autant de mal. Il ne reste plus pour vous d'autre perspec-
tive qu'une tombe ou Charenton. » L'incurable, sans se
troubler, dit simplement à sa femme : « Va-t-en boulevard
du Temple, 10, chez M. Got, tu me l'amèneras demain
avec Edmond. — C'est un premier comique très-fort, et
parfois même très-profond qu'Edmond Got ; mais je suis
sûr de ne point l'offenser si je dis qu'il n'est pas encore à
la hauteur de son père. Pour le bon sens incisif et la
bonhomie railleuse, comme pour la probité vigoureuse et
même un peu morose, M. Got vaut à lui seul tous les rai-
sonneurs du répertoire de la Comédie-Française, depuis

le Cléante du *Tartuffe* jusqu'au Beralde du *Malade ima-
ginaire.* — Son premier mot fut vif : « Madame, vous
êtes dans un bois ! On vous a volé votre mari ! Je vais
vous le faire rendre sur-le-champ ; reste à savoir si on
vous le restituera dans son entier. » Il arrive à la maison
de fous : « Pourquoi l'a-t-on fourré-là ? » s'écrie-t-il en
apercevant le prisonnier, avec une verve de raison et de
colère que Molière eût enviée. « Qui est-ce qui a eu cette
idée sauvage? Quel bien cela peut-il faire à un homme
de le mettre en cage dans une ménagerie ? » — « Ah !
monsieur, répond le médecin, vous avez grandement
raison. Je l'ai dit à madame hier soir, on s'est très-mal
conduit envers lui, quoiqu'on ait cru bien faire. C'est
chez moi qu'il a pris la folie raisonnante dont il est atteint. Moi, je m'en lave les mains. Je n'ai pas été le chercher. » — « Eh bien ! monsieur, si de votre aveu il n'est
malade que d'être chez vous, une fois hors de chez vous
il sera guéri. Dès qu'il se verra dans la rue il aura le bon-
heur inestimable de déraisonner comme tout le reste des
pauvres humains, comme moi, comme vous, monsieur le
docteur. » Deux jours après le captif était libre, et dès
qu'il eût recouvré sa liberté, en riant poliment au nez
de la médecine, il dit, en se retournant vers la maison de
santé : « Un jour je ferai fermer cela. »

« Comprenez-vous quelque chose à ce qui se passe? »
disait quelques semaines plus tard M. Royer-Collard
avec une candeur patriarcale qui faisait sourire ses visi-
teurs. « — J'ai dit que nous ne le reverrions plus, et ce-
» pendant il est là sous nos yeux. — J'ai dit qu'il ne de-
» vait jamais guérir, qu'il ne pouvait pas guérir; or,
» nous le voyons si bien guéri qu'on serait tenté de
» croire qu'il n'a jamais été malade. Je l'observe très-
» attentivement, je ne suis frappé que d'une chose, c'est
» qu'il a l'air de se moquer du monde encore plus que de
» coutume. Qu'en dites-vous? » ..... « Je l'ai vu, je l'ai

» entendu, » écrivait à l'adresse de M. Royer-Collard un homme aussi considérable par l'esprit que par la vertu; « il m'a conté son histoire avec la verve la plus amu- » sante. Il est impossible que la folie ait passé par là. On » dirait une lettre de cachet sous la forme d'une scène » de Molière. Je lui conseille d'écrire à ce sujet un Mé- » moire pour l'instruction et le bien de tous. En atten- » dant, l'amitié, la charité, la justice nous font un de- » voir de réhabiliter ce jeune homme. » Le jeune homme ne tenait nullement à une réhabilitation qui ne menait à rien; il ne remit même pas la lettre. — « Cha- » cun prend les choses comme il l'entend, a-t-il souvent » répété. Quant à moi, je ne voudrais pas pour un mil- » lion que tout cela ne fût pas arrivé, du moins pour ce » qui me concerne. J'espère un jour tirer de là de quoi » honorer mon nom par une découverte utile à tout le » monde. Ma personne n'est qu'un zéro, mais mon his- » toire est un type. Qui sait si je ne dois pas un jour » prendre rang parmi les bienfaiteurs de l'espèce hu- » maine? »

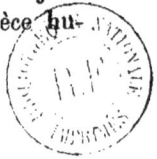

FIN

PARIS. — Imprimerie SERRIERE, 123, rue Montmartre.

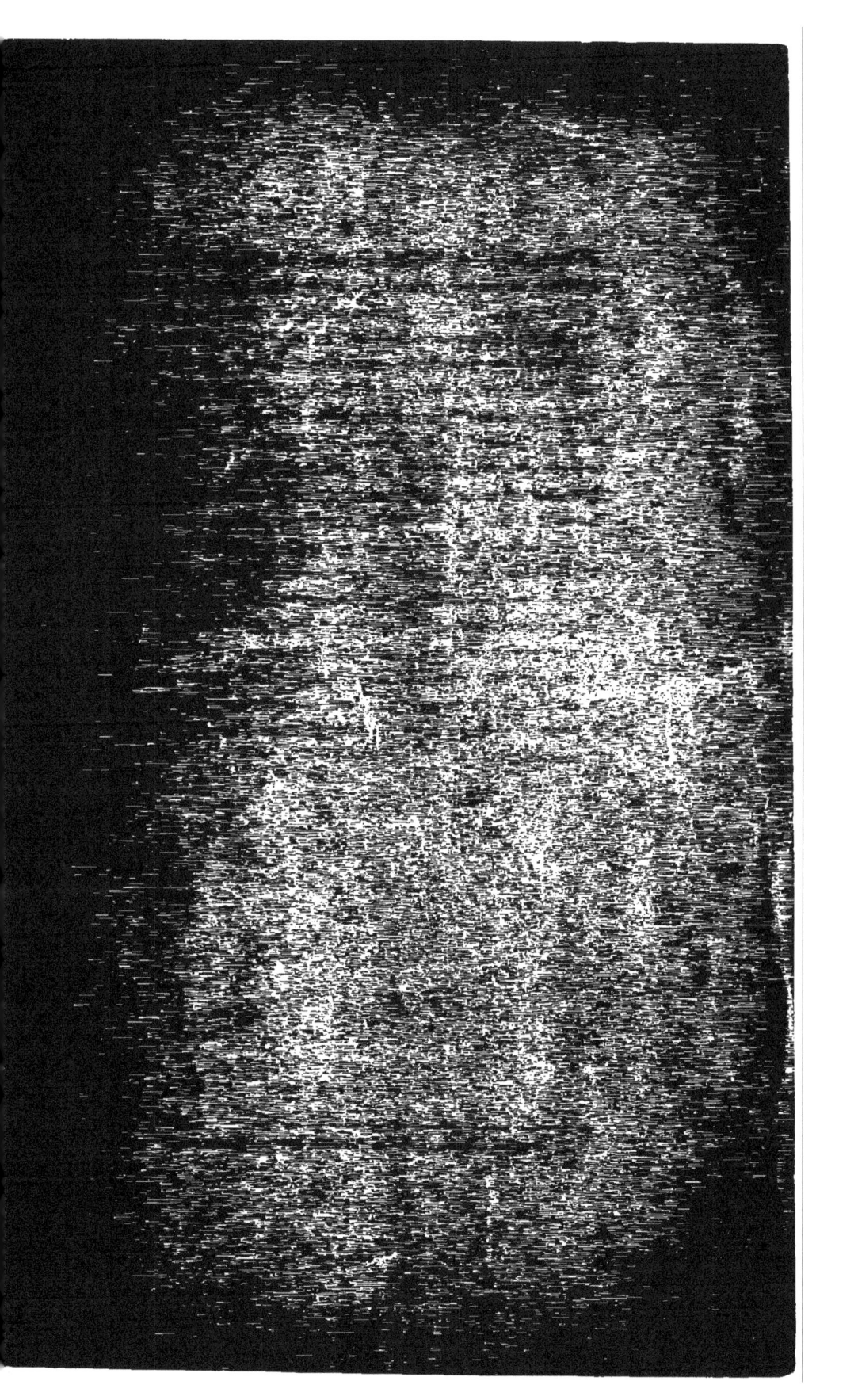

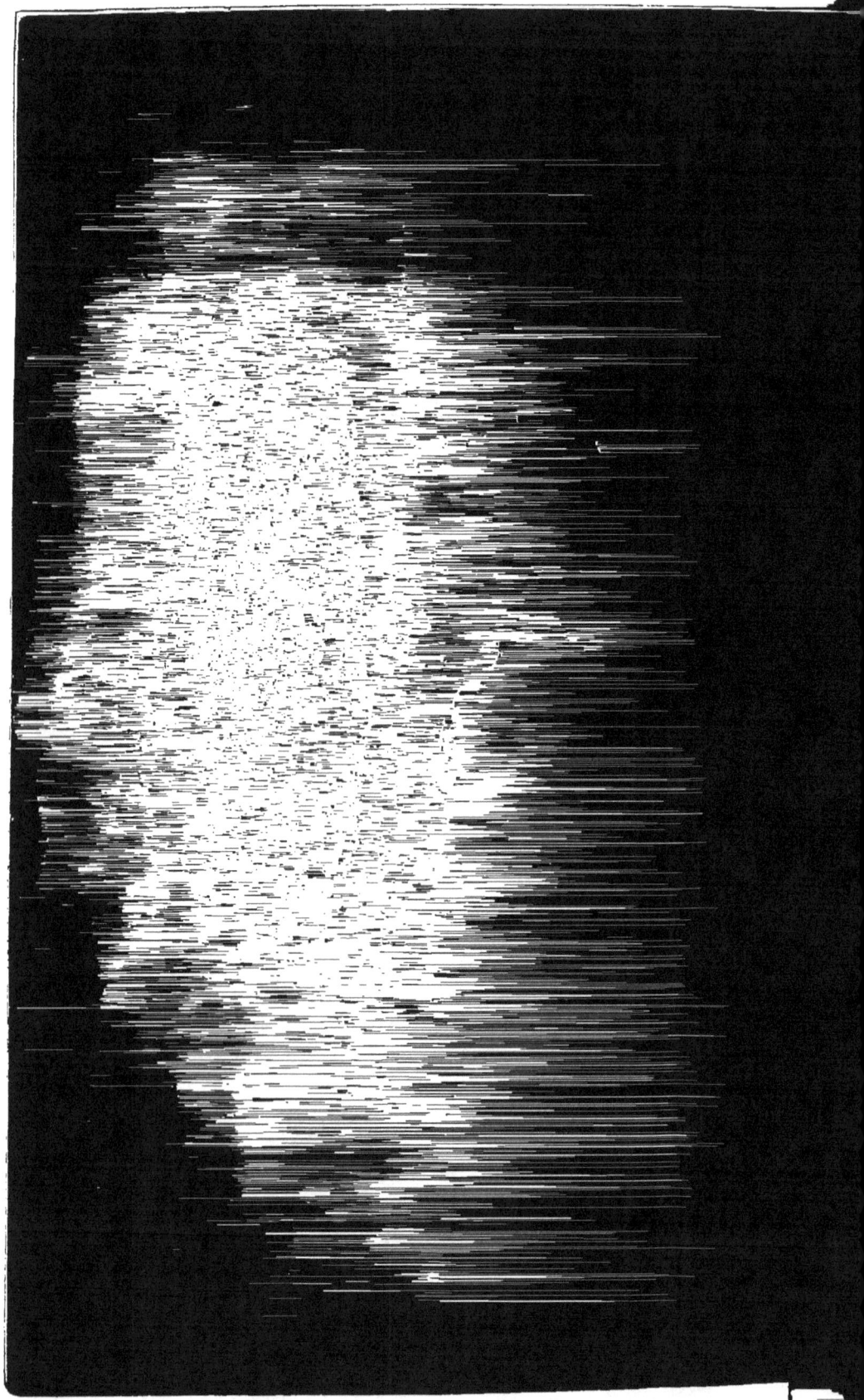

www.ingramcontent.com/pod-product-compliance
Lightning Source LLC
Chambersburg PA
CBHW070717210326
41520CB00016B/4372